AF459095

DE L'ACTION

DES

COURANTS ÉLECTRIQUES CONTINUS

APPLIQUÉS AU VOISINAGE DU CERVEAU

ET

DES RÉSULTATS

QU'ILS PRODUISENT EN PARTICULIER

DANS L'ŒIL

PAR LE

Dr GILLET DE GRANDMONT

Professeur libre d'Ophthalmologie à l'Ecole pratique de la Faculté de Médecine de Paris
Secrétaire général de la Société de Médecine pratique
Chevalier de la Légion d'honneur, etc., etc.

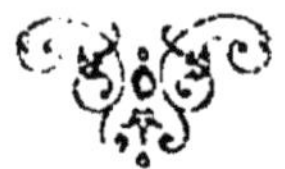

PARIS

ALEXANDRE COCCOZ, LIBRAIRE-ÉDITEUR

11, Rue de l'Ancienne Comédie, 11.

—

1883.

DE L'ACTION

DES

COURANTS ÉLECTRIQUES CONTINUS

APPLIQUÉS AU VOISINAGE DU CERVEAU

ET DES RÉSULTATS QU'ILS PRODUISENT EN PARTICULIER

DANS L'ŒIL

DE L'ACTION

DES

COURANTS ÉLECTRIQUES CONTINUS

APPLIQUÉS AU VOISINAGE DU CERVEAU

ET

DES RÉSULTATS

QU'ILS PRODUISENT EN PARTICULIER

DANS L'ŒIL

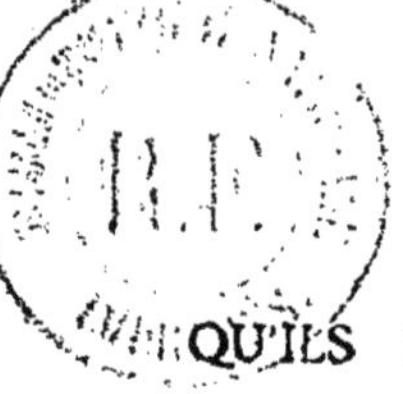

PAR LE

Dr GILLET DE GRANDMONT

Professeur libre d'Ophthalmologie à l'Ecole pratique de la Faculté de Médecine de Paris
Secrétaire général de la Société de Médecine pratique
Chevalier de la Légion d'honneur, etc., etc.

PARIS

ALEXANDRE COCCOZ, LIBRAIRE-ÉDITEUR

11, Rue de l'Ancienne Comédie, 11.

1883.

DE L'ACTION

DES

COURANTS ÉLECTRIQUES CONTINUS

APPLIQUÉS AU VOISINAGE DU CERVEAU

ET DES RÉSULTATS QU'ILS PRODUISENT EN PARTICULIER DANS L'ŒIL

EXPOSITION

La pénétration des courants électriques continus dans l'organisme humain n'a échappé à aucun observateur. Elle est beaucoup plus considérable que celle des courants interrompus, soit que ceux-ci proviennent du courant de la première ou de la seconde hélice. Une simple expérience rendra bien compte de ce phénomène. Si l'on place l'un des pôles d'un courant induit au niveau de la région vertébrale cervico-dorsale et l'autre dans la main, quelle que soit la force du courant, on ne déterminera jamais chez le sujet en expérience les phosphènes ou sensations lumineuses subjectives qu'on fera apparaître si l'on répète la même expérience au moyen des courants continus.

Cette simple connaissance a conduit à penser qu'à l'aide des courants continus on pouvait avoir une action thérapeutique sur les organes qui, par leur profondeur, échappent le plus souvent à notre intervention.

L'œil est de ce nombre; et, en effet, quelles espérances ne peut-on pas fonder sur les courants continus appliqués à cet organe, lorsqu'on connaît l'existence des phosphènes qui se révèlent quand on établit ou que l'on interrompt dans le corps humain un courant de quelque intensité?

MM. Onimus et Legros (1), dans leur traité d'électricité médicale, rappellent le procédé employé par Benedikt, pour appliquer les courants continus au traitement de certaines affections oculaires dont le principe se trouve localisé dans le centre encéphalique. Ce physiologiste explique l'action des courants continus sur l'œil par l'action de ces courants sur le grand sympathique qui commande au système vaso-moteur de l'organe. En électrisant le trijumeau, Benedikt déclare agir sur le nerf optique, par suite de l'action réflexe sur le grand sympathique.

Il est donc établi depuis longtemps que les courants continus peuvent avoir une action thérapeutique sur certaines affections paralytiques de l'œil.

M. Chéron, dans le but d'étudier les modifications produites par les courants continus sur le fond de l'œil, sur la rétine et la choroïde, a fait construire un micro-ophthalmoscope, instrument fort ingénieux, mais d'une application très-difficile, au moyen duquel il mesure les variations relatives de l'artère rétinienne.

Armé de cet instrument, il a entrepris des recherches sur la circulation cérébrale et les modifications que peuvent lui imprimer les courants électriques (2).

Ce travail démontre que « la galvanisation du sympathique cervical par courant continu agit sur la circulation intérieure du cerveau, et que les variations imprimées de ce fait à la circulation de la rétine en sont la traduction exacte. »

Dans une communication à la Société de biologie, 13 décembre 1873, M. Onimus (3) a fait connaître le résultat de ses recherches sur les modifications de la circulation intra-oculaire par l'électrisation du ganglion cervical supérieur. Ses conclusions sont : « que l'électrisation du ganglion cervical supérieur augmente la vascularisation des vaisseaux du fond de l'œil, » il en tire cette conclusion « que c'est probablement à cette action de l'électrisation sur la circulation intra-oculaire que l'on peut attribuer l'influence souvent favorable des courants continus sur les affections de l'œil. »

Plus récemment, M. Le Fort a lu devant l'Académie de médecine du 7 juillet 1874 (4) un travail ayant pour titre : *De la guérison de la cécité due à l'opacité du corps vitré par l'application des courants continus faibles et permanents.*

(1) *Traité d'électricité médicale.* Onimus et Ch. Legros. Paris, 1872.
(2) *Gazette des Hôpitaux*, n° 8, janvier 1874.
(3) *Gazette des Hôpitaux*, n° 79, 9 juillet 1874.
(4) *Gazette médicale de Paris*, n° 2, du 10 janvier 1874.

« M. Le Fort, employant un petit nombre d'éléments (2, 3, 4 au plus, de petit volume, d'une force électro-chimique assez faible, mais dont l'usage était ou permanent ou longtemps continué, sinon jour et nuit, du moins pendant la nuit, » a obtenu « dans deux cas de cécité amenés par une opacité du corps vitré, des résultats qui ont dépassé toutes ses espérances, puisqu'en quelques semaines les deux malades ont recouvré l'intégrité de la vision. »

M. Le Fort explique les résultats qu'il obtient par l'action du courant sur le nerf ; « car les courants faradiques et galvaniques agissant sur le muscle par l'intermédiaire du nerf, pourraient bien, selon lui, en excitant l'action du nerf, agir sur tous les phénomènes qui sont d'une manière immédiate sous l'influence de l'innervation, c'est-à-dire sur la calorification, la nutrition et le fonctionnement des organes. »

Si M. Le Fort emploie les courants prolongés, c'est, dit-il, « parce que l'action du système nerveux sur la nutrition étant essentiellement permanente, il lui a paru nécessaire de rendre aussi permanente que possible l'application des courants. »

Pour compléter l'énumération des travaux publiés sur cette intéressante question, je rappellerai l'essai d'électro-thérapie oculaire de M. Boucheron, qui fut l'objet d'une communication de M. Giraud-Teulon à la Société de chirurgie (20 mars 1872).

Enfin la récente note de M. Giraud-Teulon à l'Académie de Médecine, (28 octobre 1881), ayant pour titre : *Contribution à l'étude de l'électro-thérapie* (1).

Nous verrons bientôt laquelle de ces explications de l'action des courants continus sur l'œil paraît être la plus acceptable, à savoir · celle qui repose sur l'action de l'électricité sur le système vaso-moteur, ou celle qui a pour base l'excitation directe de la fonction dévolue au nerf optique.

Je me suis moi-même attaché à étudier cette intéressante question ; la *Tribune médicale* du 21 septembre 1873 relate quelques cas de guérison d'affections profondes de l'œil dues aux courants continus (2). J'ai cherché plus particulièrement à déterminer le mode d'action des courants sur la portion cervicale du grand sympathique et par suite sur les

(1) Dans la première forme donnée à ce travail, la note de M. Giraud-Teulon n'avait point été mentionnée. Une place plus importante lui est réservée ultérieurement ; mais il nous a paru préférable au point de vue bibliographique de la rapprocher des travaux antérieurs.

(Note de la rédaction).

(2) *Tribune médicale* du 21 septembre 1873.

organes auxquels il se distribue et plus spécialement sur l'œil. Je me suis adressé, pour trouver cette explication, à l'expérimentation : la grenouille et le lapin ont servi à mes observations et à mes vivisections qui s'élèvent au-delà du nombre de cinquante. J'ai été aidé dans mes recherches délicates par M. André Martin, aujourd'hui médecin-major, auquel je me plais à donner ici un témoignage de reconnaissance.

Ces études ont eu pour résultat de me fortifier dans la conviction que les courants continus agissent sur l'œil par l'entremise du système vaso-moteur ; c'est ce que je vais essayer de démontrer.

Pour donner plus de clarté à l'exposition de ce sujet difficile, je diviserai mon travail en trois parties : la première comprendra l'expérimentation chez les animaux, l'exposition de l'action physiologique des courants continus sur le système sympathique et la relation des lésions pathologiques qui résultent de leur emploi prolongé.

La seconde renfermera l'explication des phénomènes physiologiques ou pathologiques observés.

La troisième contiendra les déductions thérapeutiques.

1re PARTIE

Expérimentation

Afin de permettre de répéter mes expériences en se plaçant dans les mêmes conditions que moi, et de contrôler mes résultats, je ferai connaître l'appareil instrumental auquel j'ai eu recours.

Les piles électriques que j'ai employées, sont les éléments de Leclanché, de moyenne dimension, chargés au chlorhydrate d'ammoniaque pour le vase extérieur et au péroxyde de manganèse pour le vase poreux. Ces éléments, doués d'une grande tension, ont l'inconvénient de se polariser assez rapidement ; aussi avais-je eu soin d'en accoupler vingt-quatre en tension. Un collecteur à deux manettes, de M. Gaiffe, permettait de prendre soit chaque couple isolément, soit un certain nombre d'éléments associés en tension, et de changer les piles de façon à éviter les causes d'erreurs dues à la polarisation. Une boussole horizontale facilitait la comparaison de l'intensité des courants au travers des tissus. Les pôles électrodes étaient généralement représentés par des tampons de plomb recouverts de peau de chamois. Par leur propre poids, ils restaient au contact des tissus ou bien ils étaient maintenus, à l'aide des doigts, sur des régions déterminées.

Mon premier but en commençant ces expérimentations, était de préciser l'influence des courants continus sur la circulation. Pour arriver à ce résultat, j'ai pris une grenouille, et après l'avoir emmaillotée de façon à immobiliser ses membres, j'ai renversé sa langue sur une plaque de liège fenêtrée, placée au-dessous de l'objectif d'un microscope. Puis, plaçant l'un des pôles au niveau de la région cervico-dorsale, j'ai déposé l'autre électrode sur le bord de la langue.

Il n'est pas aussi facile qu'on peut le penser au premier abord de préciser l'augmentation ou la diminution de volume d'une veine ou d'une artère, surtout lorsqu'on tient ces vaisseaux constamment en observation. La dilatation se fait insensiblement, et, si l'on n'a point un terme de comparaison, on est exposé à commettre une erreur d'appréciation.

Je recommande donc aux observateurs, qui voudront bien répéter ces expériences, de faire en sorte de placer sous l'objectif microscopique une portion de la langue de la grenouille dans laquelle on voit un nerf appliqué contre un vaisseau ; de prendre ensuite un dessin exact (principalement dans ses proportions) du champ du microscope avant le passage du courant, de reproduire ensuite sur le papier l'image microscopique, soit directement, soit au moyen de la chambre claire, après le passage du courant électrique, et de comparer enfin les deux images.

Ces recherches m'ont démontré que les courants centrifuges, c'est-à-dire ceux dans lesquels le pôle positif est plus rapproché du bulbe ou de la région cervicale médullaire que le pôle négatif, que les courants centrifuges, dis-je, activent la circulation. Quant aux courants centripètes, c'est-à-dire, ceux dans lesquels le pôle négatif est le plus rapproché du centre medullo-encéphalique que le pôle positif, je serais fort embarrassé de dire d'une façon aussi affirmative, que MM. Onimus et Legros, qu'ils diminuent l'activité circulatoire ; et sur ce point je serais d'accord avec M. le Professeur Vulpian, dont les recherches anatomo-physiologiques ont jeté une si grande lumière sur l'appareil vaso-moteur. Voici une expérience qui démontre l'action des courants centrifuges sur la circulation.

Expérience XIV. — La langue d'une grenouille immobilisée est étendue sous le champ du microscope. L'électrode positive est placée à la partie supérieure de la colonne vertébrale, l'électrode négative sur la langue. Elles sont formées d'une extrémité métallique séparée des parties par une rondelle de peau de chamois. La langue, avant le passage de l'électricité, présente un vaisseau large à circulation très active ; les autres vaisseaux paraissent engorgés.

En faisant passer un courant de quatre éléments dans le sens indiqué, pendant trois minutes, on voit la circulation s'activer et devenir un véritable torrent ; les globules sont si nombreux, et passent si rapidement qu'il est impossible de les distinguer, mais ils donnent aux vaisseaux une couleur rouge beaucoup plus intense.

Quand on arrête le courant pendant trois minutes, on voit le cours du sang se ralentir, s'arrêter, par moment même rétrograder. Le nombre des globules qui parcourent le vaisseau est si petit que celui-ci a perdu sa coloration rouge : leur cours est si lent que, par moment, ils pourraient être presque comptés.

Après un repos d'un quart d'heure, environ, on fait repasser le courant dans les mêmes conditions avec deux éléments pendant trois minutes, on reproduit les mêmes phénomènes : activité de la circulation, dilatation du vaisseau principal e des artères voisines ; cependant la circulation est moins prononcée que précédemment et le torrent circulatoire moins constant.

Avec quatre éléments et un courant de quatre minutes, on obtient plus rapidement qu'avec deux éléments la dilatation de l'artère et l'activité circulatoire.

En prolongeant plus de quatre minutes, on voit nettement les pulsations artérielles. Elles sont de soixante à la minute.

Après cinq minutes de repos, l'artère principale a perdu environ les deux tiers de son calibre. Les globules vont lentement et sont clairsemés. Par moment, reflux de l'ondée sanguine. Il n'est plus possible de compter les battements artériels.

Les conclusions que j'ai cru pouvoir tirer d'une série d'expériences pratiquées de la même façon, sont les suivantes : les courants centrifuges ou descendants activent la circulation : 1° en dilatant les artères ; 2° en faisant passer dans un temps déterminé une plus grande quantité de globules. Le nombre des battements artériels ne m'a point paru augmenter sous l'influence du courant électrique.

L'expérience suivante montrera combien il est difficile de préciser l'action des courants dits centripètes ; toutefois il paraît constant que ces courants n'ont point autant d'action sur le torrent circulatoire que les courants centrifuges.

Expérience XVIII. — Le pôle positif étant représenté par une rondelle de peau de chamois est appliqué sur la langue d'une grenouille immobilisée mise en contact avec le fil positif, le pôle négatif, représenté par une électrode entourée de peau de chamois, est placé au contact de la colonne cervico-dorsale.

Le champ du microscope présente une grosse veine gorgée de sang rouge qui circule avec une grande régularité et une grande vitesse de gauche à droite, et une artère plus mince dans laquelle circule régulièrement un sang un peu moins coloré à cause de la moins grande abondance des globules. Cette artère est bifurquée et coule en sens inverse de la veine ; on distingue dans ses parois les mouvements de systole et de diastole, peu apparents du reste. A droite et à gauche des artères et de la veine existent des nerfs qui permettront de juger du calibre des vaisseaux. Les artères sont à peu près égales en diamètre avec ces nerfs ; la veine a une dimension double de celle des nerfs.

Après cinq minutes de passage du courant de quatre éléments, l'artère bifurquée n'a pas diminué de calibre ; la circulation y est au moins aussi active qu'au début de l'expérience, les battements y sont plus appréciables, la veine a conservé son volume.

Deux minutes après la cessation du courant, l'artère bifurquée semble avoir diminué de volume.

Après cinq minutes de repos, dès le passage du courant la circulation est bien activée ; l'artère bifurquée acquiert près du double de son diamètre primitif.

Le courant de quatre éléments est arrêté après cinq minutes ; avant qu'une minute se soit écoulée, l'artère a repris son volume primitif, c'est-à-dire à peu près égal à celui du nerf.

Repos de vingt minutes.

Courant de quatre éléments, négatif sur la langue, positif sur le dos, durée dix minutes :

Dès la première minute, le courant est très activé dans les artères et dans les veines ; les artères atteignent presque le volume des veines, les pulsations artérielles deviennent appréciables tant par la dilatation des vaisseaux que par la saccade des ondées sanguines.

Au bout de la dixième minute, l'artère s'est maintenue au double du volume du nerf, la circulation y est extrêmement active.

Le courant électrique est à peine suspendu depuis deux minutes que l'artère a repris un volume égal à celui du nerf ; la circulation y est notablement moins active.

Il ressort de cette expérience et d'un grand nombre d'autres accomplies dans des conditions identiques, que les courants centripètes n'exercent pas, dès le début de leur application, une action aussi puissamment dilatatrice que les courants centrifuges.

Cette influence des courants sur la circulation générale étant connue, il importe d'étudier l'action des courants continus sur l'œil.

Un des phénomènes qui frappent en premier lieu l'attention de l'observateur lorsqu'on applique un courant de quelque intensité au voisinage de l'œil, c'est-à-dire, l'un des pôles au-dessus de l'œil, l'autre sur le cou au niveau du ganglion cervical supérieur, c'est la contraction pupillaire.

L'expérience suivante démontre cette action sur la grenouille :

Expérience XXII. — Une grenouille qui a déjà servi à des expériences précédentes est reprise après vingt minutes de repos. Le pôle positif est placé sur la région cervico-dorsale, le négatif sur la tête en arrière de l'œil gauche. La langue est toujours étendue sous le champ du microscope ; on fait passer un courant de quatre éléments. Après vingt minutes aucune modification sur la circulation veineuse ou artérielle n'est observée, mais il est constaté que la pupille de l'œil gauche qui est le plus voisin du pôle négatif et qui est tourné vers le point le plus obscur de la salle, est très resserrée, tandis qu'au contraire, la pupille de l'œil droit est entièrement dilatée.

A mesure que l'expérience se prolonge, l'œil gauche semble rentrer dans l'orbite.

L'expérience est suspendue cinq minutes et reprise ; mais l'animal paraît si épuisé qu'on est contraint de suspendre l'expérience ; à ce moment la circulation est très lente dans les vaisseaux de la langue.

Incidemment, je signalerai un phénomène qu'il ne faut point oublier, vu son intérêt physiologique, c'est le changement de coloration chez la grenouille pendant le passage des courants. On sait que le pigment cutané chez ces animaux ainsi que sur la plupart des batraciens, poissons, mollusques, est renfermé dans des cellules qui sont contractiles. Si elles sont resserrées sur elles mêmes, l'animal perd de sa coloration foncée ; si, au contraire, elles sont étoilées, c'est-à-dire, si elles couvrent une plus grande surface à l'aide de prolongements périphériques, l'animal devient plus coloré.

C'est sur la contraction de ces cellules qu'agit le courant continu ; en voici un exemple :

Expérience XXIV. — Je prends une grenouille qui n'a pas encore été soumise à aucune expérience. Le pôle positif, entouré de peau, est placé sur la colonne vertébrale, le négatif au-dessus et en arrière de l'œil droit. Ce pôle est représenté par un morceau de peau de chamois placé au contact des téguments.

Au moment du passage d'un courant de quatre éléments, la grenouille éprouve une forte commotion, rentre l'œil droit et le ferme, mais le rouvre et le sort une minute après.

Après quarante-cinq minutes de passage du courant, la coloration de la grenouille a bien changée ; de vert bouteille qu'elle était, elle est devenue vert clair.

Expérience XXV. — Une grenouille qui n'a pas encore servi à aucune expérience est immobilisée.

La couleur de la grenouille est très foncée. Les électrodes sont représentées par des fragments de peau de chamois dans lesquels sont piquées des aiguilles de platine.

L'électrode positive est placée le long de la colonne vertébrale, l'électrode négative à la hauteur de la région lombaire ; la langue est placée sous le champ du microscope.

Les préparatifs de l'expérience ayant été assez longs, la coloration de la grenouille n'a en rien changé. Sous le champ du microscope, une artère et une veine permettent de bien étudier la circulation de la langue.

On fait passer un courant de quatre éléments pendant quinze minutes. La circulation ne semble pas notablement modifiée ; la peau de la grenouille a un peu pâli.

Quinze minutes après la cessation du courant, l'artère bat trente pulsations à la minute. L'expérience est reprise pendant quinze minutes avec un courant de quatre éléments. A la fin de l'expérience, les pulsations sont de trente-six à la minute.

La même grenouille, après trois minutes de repos, est soumise au même courant; l'électrode positive reste sur la colonne vertébrale, le pôle négatif est placé sur la langue.

Au bout d'une minute, la circulation semble un peu activée, les pulsations sont de quarante à la minute, la grenouille a énormément pâli.

Ainsi les expériences que je viens de relater démontrent que les courants continus centrifuges agissent sur les animaux à sang froid en activant la circulation, en produisant le rétrécissement de la pupille et en déterminant un changement dans la coloration cutanée. Il importait de savoir si les mêmes phénomènes seraient observés sur des animaux à sang chaud. C'est dans ce but que j'entrepris les mêmes recherches sur le lapin. Je me suis toujours servi de lapins albinos chez lesquels la coloration pigmentaire de la choroïde est à peu près nulle. La relation des expériences qui suivent démontre l'identité des résultats obtenus dans ces deux classes d'animaux.

Expérience XXVI. — On applique l'électrode négative sur la région frontale gauche d'un lapin albinos, dont les yeux ont été préalablement dilatés par le sulfate neutre d'atropine ; l'électrode positive est placée à la région cervicale au-dessous de l'angle de la machoire du même côté — quatre éléments.

Après vingt-cinq minutes de passage d'un courant, je crois pouvoir noter une vascularité plus grande de la choroïde de l'œil gauche et l'apparition, immédiatement au-dessus de la papille, d'une surface semi-lunaire rouge, dont il m'est impossible de préciser la nature. L'autopsie me démontra qu'elle était le résultat d'une hémorrhagie.

Après vingt-quatre heures de repos, le lapin est remis en expérience dans les mêmes conditions, après dilatation préalable des pupilles, en plaçant le même œil gauche dans le courant électrique.

Le courant passe pendant un quart d'heure, de 8, 12, 20 et enfin 24 éléments. La sensation éprouvée par le lapin est tellement douloureuse qu'il ferme les paupières avec violence et qu'il se débat si fort, qu'on est obligé de suspendre l'expérience. Le seul phénomène que j'aie pu saisir pendant toute la durée du passage du courant, c'est une dilatation des vaisseaux choroïdiens et rétiniens.

Autopsie. — Dès la fin de la journée, le lapin a refusé de manger et le surlendemain, au matin, il a été trouvé mort, couché sur le côté gauche, c'est-à-dire, sur celui qui avait été électrisé. Les paupières de ce côté sont fermées, tandis que celles de droite sont ouvertes.

L'œil gauche paraît plus petit, la conjonctive palpébrale supérieure et inférieure, ainsi que celle de la sclérotique, présentent plusieurs suffusions sanguines ou échymoses. Sous la peau du cou et de la tête, au niveau même où reposaient les électrodes, il n'existe aucune trace ecchymotique ou autre.

Le cerveau, mis à nu, est fortement injecté, les narines sont gorgés de sang. Il est évident, lorsque les téguments sont enlevés, que l'œil du côté gauche est plus enfoncé dans l'orbite que l'œil droit. L'humeur aqueuse dans l'œil gauche est de beaucoup diminuée. En effet, si l'on place le doigt sur la cornée, on arrive très facilement en déprimant celle-ci, à toucher le cristalin, ce qui n'est pas possible du côté droit.

Le tissu cellulaire de l'orbite sous l'œil gauche semble résorbé, celui de l'œil droit est en bon état. Le muscle droit inférieur de l'œil gauche présente une ecchymose. La pupille gauche est plus petite que la droite. En ouvrant l'œil gauche parallèlement au cristallin et en arrière de celui-ci, on voit autour de la papille la demi-lune que j'ai décrite dans l'examen ophthalmoscopique ; elle est constituée par une ecchymose choroïdienne qui est accompagnée d'autres plus petites et excentriques.

Au contraire, l'œil droit est absolument indemne, la choroïde est uniformément privée de sang, les vaisseaux de la rétine renferment également beaucoup moins de sang à droite qu'à gauche. Les deux rétines, du reste sont saines.

La choroïde de l'œil droit est privée de sang ; les veines de la choroïde de l'œil gauche contiennent encore un peu de sang.

Sous la choroïde gauche, dans le tissu celluleux qui unit cette membrane à la sclérotique, tout autour de la papille optique, existe une suffusion sanguine provenant des vaisseaux ciliaires.

Autopsie du cerveau. — La couche optique droite paraît exsangue, blanchâtre ; celle de gauche, au contraire, laisse voir les orifices des vaisseaux fortement injectés de sang. Le plexus choroïde est beaucoup plus volumineux et plus gorgé de sang à gauche qu'à droite. La coupe des corps striés montre autour du vaisseau intra-ventriculaire des vaisseaux de petit calibre à droite, tandis qu'à gauche, il y a en a un très gros, entouré d'une sorte d'auréole résultant d'une imbibition sanguine dans la substance cérébrale.

Cette expérience, suivie d'autopsie, nous montre déjà que les courants continus descendants ou centrifuges, agissent sur le lapin dans de certaines conditions, en activant la circulation de l'œil et de ses annexes, en augmentant la tension de l'ondée sanguine au point de rompre les vaisseaux, en produisant une diminution dans la quantité de l'humeur aqueuse, en produisant un enfoncement du globe dans l'orbite, en congestionnant enfin la portion du cerveau correspondante au côté électrisé. Les expériences suivantes, dans lesquelles j'aurai à relater des résultats analogues à ceux-ci, serviront à compléter la série des phénomènes que nous avons observés.

Expérience XXXV. — Un lapin albinos très vigoureux est placé en expérience. Un examen ophthalmoscopique préalable très consciencieux des deux choroïdes et des deux rétines montrent un état identique dans l'œil droit et dans l'œil gauche.

L'électrode positive sur la région cervicale postérieure gauche, négative sur la région sus-orbitaire gauche. — Courant de 8 éléments passant pendant 10 minutes. — Rien de bien notable. — Courant de 16 éléments passant pendant cinq minutes. — Rien de bien notable. — Courant de 24 éléments passant pendant 12 minutes, les artères de la rétine gauche ont notablement augmenté de volume ; celles du côté droit comparées aux veines, ressemblent à des fils, tandis que les artères gauches ont à peu près acquis le volume des veines gauches.

On est contraint d'arrêter le courant au bout de douze minutes, parceque le lapin fait des efforts considérables pour échapper à son action : il grince des dents, pousse des cris, respire bruyamment et tremble de tout le corps.

Une demi-heure après la cessation du courant, les phénomènes de dilatation des vaisseaux gauches persistent, le lapin semble stupéfié, l'œil droit paraît plus sensible à la lumière que l'œil gauche.

Au bout d'une heure, les phénomènes congestifs persistent encore, cependant avec moins d'intensité. A douze heures de distance, le lapin ayant repris ses allures habituelles, j'examine les yeux et je puis constater que les vaisseaux de l'œil gauche sont toujours plus dilatés que ceux de l'œil droit, bien qu'ils aient notablement perdu de leur calibre.

Expérience XXXVI. — Un lapin albinos, qui a déjà servi à des expériences antérieures, mais qui est bien portant et mange régulièrement, est choisi comme sujet d'expériences.

Les pupilles ayant été dilatées, les yeux sont examinés avant le passage du courant, à l'aide de la lumière du jour, qui donne une image ophthalmoscopique très nette des fins vaisseaux rétiniens et choroïdiens.

L'œil droit, qui, cette fois, va être soumis au courant, ne présente rien d'anormal ; les vaisseaux choroïdiens sont très apparents, et les vaisseaux rétiniens très nets. Les artères ne sont guère que d'un quart plus petites que les veines; le nerf optique est très déprimé au centre.

L'œil gauche ne présente rien d'anormal. Le nerf optique est très enfoncé. Les artères et les veines de la rétine paraissent un peu plus grosses que celles de l'autre côté ; mais il existe sensiblement la même proportion entre les veines et les artères, c'est-à-dire, que celles-ci sont d'un quart plus petites que les veines.

Le pôle positif est placé à la région cervicale droite, le pôle négatif sur la région sus-orbitaire droite.

Vingt-quatre éléments, dérivation australe du galvanomètre, 52°. Le lapin fait immédiatement de violents efforts pour se soustraire à l'action du courant ; on maintient avec force les tampons sur l'œil et le cou. Le courant passe à peine depuis cinq minutes que la pupille droite est considérablement contractée.

Au bout d'un quart d'heure, la respiration du lapin devint stertoreuse.

Après vingt minutes, le lapin est pris de mouvements cloniques dans la face, lève la tête en l'air comme un chien qui sent un objet, et reste ensuite comme stupéfié, insensible aux excitations extérieures. La pupille du côté droit semble plus petite encore que précédemment.

Tandis que le lapin se repose, on instille deux gouttes d'atropine entre les paupières de l'œil droit pour lutter contre la contraction pupillaire. Après quarante-cinq minutes de repos, la pupille droite est relativement peu dilatée. En examinant le lapin de face, l'œil droit parait beaucoup plus enfoncé dans l'orbite. En appuyant sur les deux globes occulaires on peut s'assurer que la cornée droite est beaucoup plus dépressible que la gauche.

L'expérience est reprise dans les mêmes conditions. — 24 éléments, déviation de l'aiguille du galvanomètre 52°. — Pendant le passage du courant qui dure quinze minutes, l'artère centrale de la rétine est énormément dilatée, elle a acquis le volume de la veine. Après quinze minutes, le lapin fait de tels mouvements pour se soustraire au courant, que l'expérience est suspendue pendant vingt minutes. Elle est reprise ensuite dans les mêmes conditions durant quinze minutes. L'iris reste toujours contracté autant qu'avant l'instillation de l'atropine. — Pas de modifications dans l'oreille droite qui est plutôt exsangue. En approchant une lumière de l'œil droit, on peut s'assurer que cet œil est plus vivement impressionné que l'œil gauche. — L'œil droit est encore moins saillant que tout à l'heure ; la cornée est plus dépressible. L'iris, le cercle ciliaire, la conjonctive palpébrale, sont beaucoup plus injectés à droite qu'à gauche.

Expérience XXXVII. — Le lapin qui a servi à l'expérience précédente est repris après vingt-quatre heures de repos : Il paraît assez vigoureux. L'œil droit, celui qui était soumis aux courants continus, semble moins saillant que l'œil gauche ; mais c'est surtout par le toucher que l'on peut s'assurer qu'il est moins tendu que le gauche. L'injection de la conjonctive oculaire est encore moins marquée à droite qu'à gauche, mais l'iris et le cercle ciliaire de ce côté ont perdu la vascularité que nous avons notée après l'expérience XXXVI.

L'iris est notablement moins bombé du côté droit que du côté gauche, c'est-à-dire, que le cristallin refoule plus en avant l'iris du côté gauche que du côté droit.

A l'examen ophthalmoscopique préalable, je note que l'artère centrale du nerf optique droit a beaucoup perdu de son diamètre depuis vingt-quatre heures et qu'elle a repris à peu près son volume normal. — Rien d'appréciable dans la choroïde. — Rien de notable dans l'oreille droite.

L'expérience XXXVI est reprise dans des conditions identiques, c'est-à-dire le pôle positif sur la région cervicale droite, le pôle négatif sur la région sus-orbitaire. — 24 éléments, déviation du galvanomètre 52°. — Dès le début de l'expérience, la pupille droite se contracte énormément. Il est impossible, vu la violence du lapin pour se soustraire au courant, d'examiner l'intérieur de l'œil.

Après un courant de 15 minutes, le courant demeure presque immobile. On constate de l'œdème sous-conjonctival de l'œil droit, ainsi que de la rougeur de la conjonctive, de la sclérotique et de l'iris.

L'ouverture pupillaire mesurée à droite donne 5^{mm} 1|2, mesurée à gauche 8^{mm} 1|2.

L'examen ophthalmoscopique montre la choroïde droite plus injectée ; grande photophobie de l'œil droit qui paraît presque enfoncé sous l'orbite. Le lapin, rendu à la liberté, reprend sa vivacité et mange les aliments qu'on lui présente.

La relation de ces diverses expériences avait pour but de confirmer l'action congestive des courants sur la choroïde, l'iris, les plexus choroïdes et la conjonctive, de démontrer que ces courants ont une action sur la sécrétion des humeurs de l'œil, enfin qu'ils agissent sur le cerveau en produisant de véritables attaques épileptiformes. Je n'en rapporterai plus qu'une qui fait voir que l'action des courants se manifeste non-seulement sur les humeurs de l'œil, mais même sur le cristallin.

Expérience LI. — Un lapin, qui est resté fort longtemps au repos, est mis en expérience devant le Dr Carbonne. — Dilatation des deux pupilles par l'atropine. — Pôle négatif sur la région sus-orbitaire droite, pôle positif sur la région cervicale droite. — Courant de dix éléments, déviation du galvanomètre 20° à 30°. Après cinq minutes, courant de 24 éléments, le lapin est pris immédiatement de convulsions cloniques, perte de sentiment avec respiration stertoreuse. Cet état disparait rapidement avec la cessation du courant. L'examen ophthalmoscopique montre les vaisseaux de la rétine fortement congestionnés.

Après cinq minutes de repos, l'expérience est reprise dans les mêmes conditions : courant de 24 éléments, déviation du galvanomètre 60°, après une minute à peine le lapin est repris de mouvements cloniques de la machoire inférieure, puis de stertor qui cessent en même temps que le courant. L'expérience est reprise une troisième fois dans les mêmes conditions, les mêmes accidents se manifestent avec un peu plus d'intensité ; mais, ils disparaissent rapidement quand le courant est interrompu. La pupille droite est très contractée. Les milieux de l'œil ont changé de réfringence, car il est très difficile de voir le fond de l'œil à l'aide de l'ophthalmoscope. L'humeur aqueuse a diminué, le cristallin semble altéré et présente des stries correspondant aux segments de la lentille. A voir ce cristallin, on croirait qu'il va se diviser en segments. L'œil droit est beaucoup moins saillant que le gauche.

Des divers lapins qui ont servi à ces expériences, plusieurs ont été conservés assez longtemps pour qu'il fut possible d'apprécier le résultat final de ces électrisations sur les membranes profondes. Chez deux d'entre eux, j'ai trouvé un décollement rétinien avec ramollissement du corps vitré ; ces décollements m'ont paru le résultat d'hémorrhagies antérieures.

Voilà donc les résultats extrêmes de l'application des courants continus chez les animaux. Assurément, ils seraient peu encourageants si l'on était contraint d'appliquer les courants continus à des doses aussi élevées, proportionnellement chez l'homme ; car, en dehors des phénomènes électrolytiques que je n'ai point signalés ici, parce que j'ai eu grand soin de les éloigner dans toutes mes expériences, dans la crainte de compliquer les résultats par les brulûres des téguments qu'ils déterminent, en dehors, dis-je, de ces accidents, il y aurait sans cesse à craindre des congestions et des hémorragies superficielles et profondes de l'œil, ainsi que l'afflux du sang vers le cerveau, qui pourrait même être suivi de raptus des vaisseaux et d'apoplexie cérébrale ou simplement d'accidents épileptiformes. On sait que M. le Dr Duchesne, de Boulogne, a relaté dans son ouvrage sur l'électricité localisée, le cas d'un malade qui, sous l'influence d'un courant continu appliqué sur la face, fut frappé de perte de la vue du côté électrisé, sans qu'il fut par aucun moyen, possible de ramener l'intégrité de la vision. Je connais même des accidents apoplectiques survenus entre les mains de confrères expérimentés pendant l'application de courants continus. Si je les connais c'est que les confrères eux-mêmes me les ont rapportés, et, si je ne m'étends pas davantage, c'est qu'il suffit de savoir que de semblables accidents peuvent survenir entre les mains les plus habiles.

La plupart des médecins emploient, suivant les conseils de M. Duchesne, de Boulogne, un grand nombre d'éléments pour augmenter la tension du courant, en ayant soin toutefois de modérer l'action électro-chimique des piles au moyen de son rhéostat voltamètre. Il m'a semblé inutile chez l'homme d'avoir recours à un grand nombre d'éléments. Les résultats thérapeutiques que j'ai obtenus jusqu'à ce jour et que je relaterai à la fin de ce travail, m'ont démontré qu'il suffisait, pour obtenir des effets puissamment modificateurs sur l'œil, de recourir à une association en tension de dix éléments Leclanché, de moyenne grandeur, au maximum. Le plus souvent même je n'ai recours qu'à six éléments.

Voici comment je procède : les rhéophores sont constitués par des disques de charbon des cornues à gaz recouverts de peau de chamois. Le pôle négatif est placé au-dessus de l'orbite sur le trajet du nerf sus-orbitaire ou dans le voisinage de ce filet. Le pôle positif est placé sur le cou en arrière de l'angle de la machoire, à peu près dans la direction du ganglion cervical supérieur. J'évite les phosphènes en maintenant immobiles les réophores ; le courant ne passe que pendant quatre à cinq minutes au maximum, En réduisant ainsi le nombre des éléments, en modérant ainsi la durée du courant électrique, quel phénomène pouvait-on apercevoir dans l'œil ?

S'il est difficile d'affirmer, après un courant de vingt-quatre éléments passant pendant une demi-heure au travers de l'œil d'un lapin, que les vaisseaux choroïdiens et rétiniens ont notablement augmenté de volume, il est encore bien plus difficile chez l'homme d'établir qu'il y a eu augmentation ou contraction des vaisseaux du fond de l'œil. Il n'est pas plus facile de démontrer la contraction pupillaire.

Force était donc de trouver un instrument qui permit de constater mathématiquement les modifications obtenues dans l'organe. Cet instrument, c'est le thermomètre oculaire que j'ai imaginé.

Il se compose d'une cuvette plate et recourbée de façon à se cacher, sans causer de souffrances pour le malade, dans le cul-de-sac conjonctival inférieur. La tige est divisée en dixièmes de degrés. Cet instrument, d'une grande sensibilité, construit par Alvergnat, nous a permis de constater l'abaissement de température oculaire chez l'homme, après l'application du courant continu. L'abaissement de température a toujours été de 2 à 6 dixièmes de degré.

En dehors de ces phénomènes thermométiques, je dois signaler l'existence de phosphène au moment du passage ou de l'interruption du courant. Les sensations subjectives sont d'autant plus lumineuses que la rétine est moins altérée. Chez les amaurotiques de longue date, c'est à peine si l'on obtient la sensation d'une lueur pâle. Un autre phénomène à relater, c'est la sensation métallique dans la bouche; puis, quelquefois, mais fort rarement, un sentiment d'étourdissement; enfin, des rougeurs généralement peu prononcées, du reste, au point où sont placées les électrodes.

Tels sont les résultats que l'on obtient chez l'homme par l'application à faible dose, et pendant un temps très limité, des courants continus dans le voisinage de l'œil; le plus important assurément est celui de l'abaissement de la température, il semble en complet désaccord avec les résultats obtenus chez les animaux. Il reste maintenant à en donner l'explication, c'est ce que je vais faire dans la seconde partie de ce travail.

IIe PARTIE

Explication des phénomènes dus à l'application des courants continus.

Pour donner l'explication des divers phénomènes que nous avons relatés, à savoir :

Chez l'homme :

Phosphènes ;
Gout métallique dans la bouche ;
Bourdonnements ;
Etourdissements ;
Abaissement de la température de l'œil.

Chez les animaux :

Changement de coloration par déformation des chromoblastes ;
Injection de la conjonctive, de l'iris, du cercle ciliaire ;
Diminution de l'orifice pupillaire ;
Diminution de la quantité des humeurs de l'œil ;
Altération du cristallin ;
Enfoncement de l'œil dans l'orbite ;
Injection de la rétine ;
Congestion de la choroïde et rupture des vaisseaux avec décollement consécutif de la rétine ;
Congestion de la portion du cerveau correspondante au passage du courant;
Accidents épileptiformes.

Pour donner, dis-je, l'explication de ces phénomènes, il faudrait se rendre un compte exact des organes, des tissus, des systèmes traversés par le courant et il faudrait tenir compte de la manière différente dont l'électricité impressionne les éléments anatomiques. Or, quand on procède comme je l'ai indiqué, c'est-à-dire, en plaçant un pôle (négatif) sur le front dans le voisinage d'une des terminaisons du nerf trijumeau, tandis que l'autre est situé au cou dans le voisinage du ganglion cervical supérieur, le courant électrique traverse par sa puissance de pénétration, que nous savons être très grande, une foule d'éléments divers, il est certain que le mode d'action ou le mode d'impression est multiple.

Lorsque, en effet, le malade accuse des phosphènes, il y a lieu d'admettre que cette sensation subjective est le résultat d'une commotion de la rétine ; le courant agirait dans ce cas, suivant moi, à la façon d'un corps étranger qui viendrait frapper la rétine et, de fait, ce n'est que lorsqu'on établit ou que l'on interrompt le courant que le malade éprouve des phosphènes. MM. Legros et Onimus admettent que les phosphènes sont le résultat d'action reflexe portée sur le trijumeau et non d'une irritation directe du nerf optique ; en effet, disent-ils la sensation lumineuse subjective ne dépend pas absolument de l'intensité du courant mais de la sensibilité du nerf trijumeau. Cette explication est en complet désaccord avec mes observations ; car, pour moi, l'intensité du phosphène sert dans certains cas à apprécier le degré d'altération de la rétine. Qu'un amaurotique se présente à notre consultation, avant même d'avoir porté le diagnostic définitif de la lésion et comme simple étude des symptômes, je le soumets parfois à l'épreuve des phosphènes ; si le malade n'accuse pas une sensation bleuâtre éclatante, mais, au contraire une lueur jaunâtre faible, il y a lieu de craindre un pronostic moins favorable.

Chez les malades auxquels je fais allusion en ce moment, il n'y avait aucun trouble du côté des trijumeaux ; on ne peut donc pas dire que la faiblesse de la sensation eut dû être attribuée à une perte de la sensibilité du trijumeau. Pour nous les phosphènes sont le résultat d'une violence que j'appellerai électrique, résultant du passage du courant au travers des éléments nerveux de l'œil ; on sait, en effet, qu'un nerf de sensibilité spéciale, traduit toutes les impressions extérieures dans son langage spécial, c'est-à-dire que frappé, piqué, irrité, coupé, comme cela lui arrive dans l'énucléation de l'œil, le nerf optique transmettra au cerveau une impression lumineuse (1).

Le goût métallique dans la bouche a été expliqué de diverses façons ; les uns ont pensé qu'il était le résultat d'une action dialytique sur la sa-

(1) Toutefois je dois consigner qu'ayant pratiqué tout récemment (25 mai 1883) chez un malade une élongation du nerf optique, dans le but d'arrêter les progrès d'une atrophie à marche rapide, le malade n'accusa pendant l'opération qu'une sensation très-pénible et aucun phénomène lumineux.

live ou sur les liquides de l'économie. La sensation de fer accusée par certains malades serait, pour quelques uns, le résultat d'une décomposition des éléments du sang dans lequel on rencontre du fer. Je crois que cette explication ne serait pas valable auprès des malades qui déclarent sentir le goût du cuivre. Dans ce cas encore, elle serait le résultat d'une excitation directe des nerfs lingual et glosso-pharyngien qui communiquent à la langue ses propriétés gustatives.

Les bourdonnements s'expliqueraient d'une façon analogue.

Les étourdissements seraient le résultat d'une congestion vers les centres encéphaliques. Ils n'apparaissent que lorsque l'intensité du courant est très-grande, c'est-à-dire lorsqu'on s'est adressé à un grand nombre d'éléments, ou lorsqu'on a prolongé pendant un temps plus ou moins long le passage du courant. J'ai rencontré des malades qui, ayant été soumis à un courant de faible intensité pendant plusieurs semaines, pendant des mois même pour des amauroses commençantes m'ont déclaré n'avoir éprouvé d'autres résultats que des étourdissements fort pénibles et persistants. Je ne parle pas ici des cicatrices profondes que portaient, au front et sur la nuque, les malades auxquels je fais allusion. Ces cicatrices résultant de la destruction des tissus par le passage prolongé du courant continu ne sont pas un des moindres reproches que l'on peut adresser à ce mode d'application d'électricité.

L'abaissement de température qu'il m'a été aisé de constater au moyen de mon thermomètre oculaire, après une séance de courte durée d'électricité continue provenant d'un petit nombre d'éléments, semble au premier abord être en complète contradiction avec les phénomènes congestifs du côté du cerveau dont nous parlions tout à l'heure, et ceux dont il nous reste à parler chez les animaux. Cependant il s'explique par la même action électrique sur le grand sympathique et par suite sur les nerfs vaso-moteurs.

Il est indiscutable, et cela n'est point en désaccord avec ce que nous avons dit sur l'action directe de l'électricité sur les nerfs de sensibilité spéciale, que lorsque l'on agit en plaçant les pôles comme nous l'avons indiqué, on exerce une action sur tous les organes qui séparent les électrodes l'un de l'autre. Par conséquent on agit sur les nerfs sensitifs moteurs trophiques et vaso-moteurs.

L'électrode qui se trouve placée dans le voisinage du ganglion cervical supérieur, porte principalement son action sur le sympathique cervical. Dès lors, les actions reflexes se manifestent et l'on comprend que les vaso-moteurs de la tête, qui, d'après les recherches modernes, prennent naissance dans le ganglion cervical supérieur, où ils sont amenés par le cordon cervical du grand sympathique, qui lui-même provient des racines des trois premières paires et par conséquent de la région supérieure de la région dorsale de la moëlle épinière (1), et l'on comprend, dis-je, que les vaso-moteurs de la tête soient directement excités. C'est là le seul point qu'il nous importait de démontrer. A l'aide de cette connaissance nous allons expliquer la production de tous les phénomènes que nous avons signalés. Il est établi que l'incitabilité des nerfs diminue à mesure que l'excitation se prolonge ou augmente d'intensité, et que l'excitation du nerf est d'autant plus prononcée que l'excitation est moins longue. Or, lorsque nous faisons traverser le ganglion cervical supérieur par un courant électrique de faible intensité et de courte durée, nous réveillons ou nous excitons les nerfs vaso-moteurs qui contractent les vaisseaux qui se rendent à l'œil. Il n'est donc point surprenant que le thermomètre indique dans ce cas un abaissement de température.

Quand au contraire nous prolongeons l'action de ce courant, en l'augmentant d'intensité, sur le ganglion cervical supérieur, nous épuisons l'incitabilité des nerfs vaso-moteurs. Ceux-ci ne commandant plus aux contractions vasculaires, le sang afflue dans les vaisseaux, congestionne les membranes et produit même des raptus hémorrhagiques. C'est là ce qui nous explique les congestions de la conjonctive, du cercle ciliaire, de l'iris, de la rétine et de la choroïde, ainsi que les apoplexies de cette dernière.

Mais, comme nous l'avons dit, par suite de son voisinage avec le ganglion cervical supérieur, l'un des pôles agit directement sur les branches sympathiques qui se distribuent à l'œil. Si le courant est très énergique et de longue durée, le sympathique finit par perdre toute son excitabilité ; il est paralysé et l'on observe les mêmes phénomènes du côté de l'œil que si le ganglion cervical supérieur avait été arraché, à savoir : le rétrécissement de la papille et l'enfoncement du globe dans l'orbite.

Telle est la manière dont on peut expliquer l'apparition de ces phénomènes dans les recherches expérimentales que j'ai relatées plus haut. C'est par une impuissance paralytique des vaso-moteurs de l'encéphale qu'on doit encore expliquer les congestions d'une portion du cerveau, les convulsions épileptiformes, les étourdissements et les apoplexies que nous avons signalées.

Enfin, c'est encore par une action sur le grand sympathique qu'il faut expliquer le changement de coloration des téguments de la grenouille. On se rappelle, en effet, que lorsqu'on maintient une grenouille pendant

(1) Voyez : leçon sur l'appareil vaso-moteur de Vulpian. — Paris, 1875. — Page 192.

un temps plus ou moins long sous l'influence d'un courant continu, la grenouille pâlit beaucoup : ce phénomène est dû au resserrement des chromoblastes ou cellules pigmentaires. Or, les travaux de Héring et Goltz, de Vulpian, de Georges Pouchet ont établi que ces chromoblastes sont en grande partie sous la dépendance du système sympathique.

La question de savoir si on doit attribuer à une paralysie ou à une excitation ce resserrement de cellules pigmentaires, n'est point encore résolue. La plupart des physiologistes appelle paralysie l'état dans lequel les cellules présentent un grand nombre de prolongements périphériques qui tendent tous à les rapprocher les unes des autres, et ils appellent excitation l'état dans lequel les cellules sont contractées en masses globuleuses. Mais, ainsi que le fait remarquer M. Vulpian, cette dénomination semble un contre sens, puisque les batraciens, après la mort, perdent en grande partie leur coloration. Je sais bien que l'on peut objecter que lorsque M. Vulpian a arraché le ganglion cervical supérieur des grenouilles, il a vu, après une perte de coloration momentanée des taches pigmentaires de la peau de la moitié correspondante de la tête et de celles du membre antérieur du même côté, survenir une modification durable, en sens inverse, c'est-à-dire, que « les taches susdites et la teinte générale de la peau de la même région deviennent plus fortement colorées que celle du côté opposé. » (1)

L'argument du changement de coloration à la mort de la grenouille n'en conserve pas moins toute sa puissance ; on peut, du reste, tirer des expériences même de M. Vulpian quelques raisons favorables à l'opinion que je soutiens, puisque le résultat primordial de l'arrachement du ganglion supérieur est une atténuation dans la teinte de la région correspondant au ganglion arraché. Toutes ces raisons me portent à admettre que c'est encore dans la paralysie du grand sympathique qu'il faut trouver l'explication de la perte de coloration des grenouilles électrisées, comme je l'ai dit plus haut, par les courants continus.

Je n'ai pas à m'occuper ici de l'explication du rétrécissement de la papille et de l'enfoncement du globe dans l'orbite. Les travaux des physiologistes (Claude Bernard, Brown-Sequard, Waller, Schiff, Vulpian,) ont démontré depuis longtemps que la contraction de la pupille s'explique par la paralysie des fibres rayonnés de l'iris et que la rétraction du globe oculaire est due à la paralysie du muscle orbitaire situé dans la cavité de l'orbite et qui par la contraction tonique de ses fibres lisses maintient le globe saillant. Celles-ci perdant leur contractilité, les muscles droits qui en sont les antagonistes attirent le globe dans le fond de l'orbite.

(1) Voyez Vulpian : Leçons sur l'appareil vaso-moteur. — Page 817.

Il nous reste à expliquer les phénomènes de diminution de l'humeur aqueuse, probablement même du corps vitré, et des modifications dans la texture du cristallin. Il est impossible cette fois, croyons-nous de trouver ces explications dans une action vaso-motrice, bien que cependant on puisse admettre que, sous l'influence d'un courant électrique, les phénomènes d'endosmose et d'exosmose vitale ou de sécrétion et d'absorption puissent être activés; cependant, on ne saurait admettre qu'ils puissent être assez rapides pour faire résorber en quelques minutes une notable quantité de liquide contenu dans une séreuse; aussi je pense que c'est à une action électrolytique que l'on doit cette déplétion que nous avons constaté dans la chambre antérieure des lapins soumis aux courants continus. On sait, en effet, que lorsqu'on fait passer un courant galvanique au travers d'un liquide, celui-ci diminue, décomposé qu'il est, en éléments, qui se portent, suivant leur nature, au pôle positif et au pôle négatif. Si la décomposition se fait rapidement, on pourra retrouver au point de contact des électrodes les traces de ces décompositions représentées soit par des sels, soit par des liquides, soit par des gaz, soit enfin par des escharres; mais, si elle a lieu fort lentement, on comprend que ces témoins de l'action chimique puissent échapper à l'observation. Quand un courant électrique traverse une masse d'eau, la décomposition se fait molécule à molécule, depuis la première jusqu'à la dernière, l'oxygène se rend au pôle positif, l'hydrogène au pôle négatif. Or, la décomposition s'est faite dans tout le parcours du courant, mais il y a eu en même temps reconstitution des éléments décomposés. Ce phénomène ne rendrait-il pas compte de ces actions électrolytiques qui ne se traduisent pas à nos yeux par des résultats palpables au premier abord? Ainsi, étant admis qu'il puisse exister des décompositions latentes dans nos tissus, je crois devoir expliquer la diminution de l'humeur aqueuse par une action électrolytique qui agirait principalement sur la portion liquide de cette humeur. C'est encore par une action électrolytique identique que l'on peut expliquer la diminution dans la masse du corps vitré. Ce qui me porte à penser que c'est principalement sur la portion aqueuse des milieux de l'œil qu'agit l'électricité continue, c'est que dans les observations citées plus haut, dans lesquelles j'ai relaté ce phénomène, les conditions de réfringence de l'œil étaient absolument changées et qu'on ne pouvait apercevoir le fond de l'œil qu'en changeant les rapports de distance des diverses parties de l'ophthalmoscope.

L'altération que j'ai notée dans le cristallin me semble être encore une nouvelle démonstration de l'intervention de l'action électrolytique. En effet, j'ai relaté que les cristallins chez les animaux se trouvaient comme divisés en segments par des lignes d'une opacité qui ne rappelaient en rien les altérations graisseuses de la cataracte, mais qui plutôt faisaient songer à cette sorte d'éclatement d'un cristallin que l'on laisse pendant quelque temps exposé à l'air. Bref je suis conduit à penser que cette segmentation est le résultat d'une décomposition par le courant de la pile, de la portion aqueuse du cristallin. Les gaz résultant de cette décomposition, emprisonnés par les lames du cristallin et la capsule lenticulaire, produiraient ces stries que j'ai signalées. Ce qui confirme pour moi cette opinion, c'est qu'au bout de peu de temps, 48 heures environ, j'ai vu disparaître ces segmentations cristalliniennes. Si elles eussent été le résultat d'une destruction des éléments solides de la lentille, il est peu probable qu'elles se fussent résorbées aussi facilement.

III° PARTIE

Applications thérapeutiques.

Connaissant maintenant les phénomènes que l'on obtient par l'application des courants continus sur l'homme et sur les animaux, et adoptant l'explication que je crois pouvoir donner de ces phénomènes, nous n'aurons point de peine à en tirer les déductions thérapeutiques. Se trouve-t-on en présence d'un état congestif de l'œil, on devra avoir recours aux courants faibles et peu prolongés, appliqués comme nous l'avons dit : Le pôle négatif sur le front, le pôle positif sur le cou ; quatre à six éléments Leclanché accouplés en tension suffiront à la médication, et le courant ne devra pas passer plus de quatre à cinq minutes.

Les courants hyposthénisants conviennent aussi dans les cas où il y a congestion des membranes externes, par paralysie des vaso-moteurs.

Certaines observations, que je relaterai dans un autre travail, m'ont conduit à penser que la conjonctivite catarrhale était le résultat d'une paralysie des vaso-moteurs. J'ai donc appliqué les courants hypothénisants anti-congestifs, et j'ai constaté, consécutivement, un abaissement de température. Je me réserve de revenir ultérieurement sur cette intéressante question de l'étude des vaso-moteurs, intervenant comme cause ou comme effet dans les affections de l'œil et jouant encore un rôle dans la thérapeutique oculaire.

Lorsqu'il s'agit d'agir sur la circulation du fond de l'œil, ralentie par diverses causes pathologiques, l'intervention des courants électriques peut être très favorable en activant cette circulation, en amenant une réplétion des vaisseaux, et en rappelant par cela même la vie dans des organes plus ou moins privés de leur excitabilité.

A ceux qui, par un entraînement naturel de l'esprit, espéreraient trouver là un moyen efficace contre la paralysie du nerf optique, toujours accompagnée d'une diminution considérable dans la vascularité rétinienne, je m'empresse de répondre que les faits en trop grand nombre s'élèvent contre un tel espoir : l'atrophie confirmée des nerfs optiques est incurable. L'application des courants continus, prolongée pendant des semaines, ne donne pas des résultats plus satisfaisants, quoiqu'on en ait dit, que les courants continus appliqués à intervalles courts et rapprochés. C'est ce qui m'empêche d'accorder à ce genre de courants préconisés par M. Lefort les propriétés reconstitutives qu'on a bien voulu leur prêter, par une théorie pure que les faits contredisent.

S'il me fallait donner un exemple de l'impuissance de ces courants permanents, je citerais l'observation suivante :

Observation

Le nommé R..., ajusteur mécanicien, agé de 52 ans, demeurant boulevard de la Villette 242, a eu, au mois de mars 1874, un étourdissement accompagné de troubles visuels, qui disparurent presque aussitôt après des lotions fraiches sur les yeux. Néanmoins la vue a notablement faibli depuis cette époque. Le 19 juin le malade rentra à l'Hôtel-Dieu où il fut soumis, durant 80 jours, à l'usage des pilules de Sédillot, en raison de la syphilis contractée 10 ans auparavant. De là, toujours suivant le dire du malade, il alla passer trois semaines à Vincennes, où il fut traité par l'iodure de potassium et le fer. Il sortit de l'asile après avoir éprouvé quelque amélioration dans la vue. Dans le mois de novembre 1874, la vue faiblissait encore, cependant le malade pouvait encore ajuster les pièces de mécanique. Il rentra le 20 novembre à l'Hôtel-Dieu, dans le service qu'il avait quitté peu de temps auparavant. Il y fut soumis durant 20 jours, après le diagnostic d'atrophie du nerf optique porté sur lui par le chef de service, d'après les souvenirs du malade, à l'application des courants continus permanents de jour et de nuit produits par quatre éléments au sulfate de cuivre de Morin.

Pendant l'application des électrodes, dont l'un était sur le front et l'autre sur la nuque et que le malade ne quittait que quelques instants pour prendre ses repas, il éprouvait des étourdissements, des bourdonnements, un sentiment de constriction de la tête, voyait des éclairs et ressentait dans la bouche un goût métallique. La vue cependant s'affaiblissait toujours; des frictions mercurielles pendant cinq jours furent faites aux aines et aux aisselles, la salivation s'en suivit, mais aucune amélioration ne se présenta dans la vue. Le malade, découragé, sort de l'Hopital. Le 11 janvier 1875 il se présente à notre clinique; voici ce que nous constatons : d'abord le front et la nuque présentent des cicatrices excavées dues aux cautérisations électrolytiques; l'acuité visuelle est très altérée du côté gauche; l'œil reconnaît avec difficulté, à un pied, les caractères n° 20 de l'échelle de Jager et à 1 mètre le n° 75 de l'échelle de Giraud-Teulon; du côté droit ces caractères ne sont pas perçus. Toutefois, le malade reconnait encore les gros objets qui l'entourent, grâce à ce que la moitié interne du champ visuel est moins altérée que l'externe. A l'examen ophthalmoscopique il est aisé de reconnaître que l'on a affaire à une atrophie du nerf optique. En effet les vaisseaux de la rétine ont beaucoup diminué de nombre. Il n'existe plus à la partie interne de la papille les petits vaisseaux qui se dirigent dans l'œil normal vers la macula lutea. Cependant il est très important de noter que la papille n'a pas cette décoloration caractéristique de l'atrophie du nerf optique. Le diagnostic ne laisse cependant point de doute : il s'agit bien ici d'une atrophie du nerf optique comme au moment où le malade est entré à l'Hôpital. Les bourdonnements n'ont point encore disparu, non plus que le sentiment de constriction à la tête, et le malade accuse amèrement la médication à laquelle il a été soumis de les lui avoir déterminés.

On est généralement trop disposé à mettre sur le compte de la médication à laquelle on a été soumis, les souffrances qu'occasionne la maladie, je n'admets donc aucunement l'appréciation du malade, car d'autres atrophiques qui n'ont jamais été traités par l'électricité, ont éprouvé du côté de la tête des phénomènes congestifs forts pénibles ; mais je tiens à constater l'impuissance des courants permanents dans ce cas spécial. Toutefois, un grand enseignement ressort de l'étude ophthalmoscopique des yeux de ce malade, enseignement qui vient confirmer notre manière d'apprécier l'action des courants continus. Ces yeux, bien que frappés d'atrophie des nerfs optiques d'une façon indiscutable, ne présentent pas la décoloration habituelle des papilles. Cela tient à ce que sous l'influence des courants continus, il y a eu action sur le grand sympathique et paralysie des vaso-moteurs qui commandent à la rétine et par conséquent au nerf optique. Cela conduit à la conclusion suivante : malgré l'action congestive, et par conséquent trophique des courants continus, cette nature d'électricité ne peut combattre l'atrophie optique confirmée, ni même combattre ses progrès lorsqu'elle est avancée. Cependant, la suite de cette observation que l'on lira plus loin, démontre que la vision a été en partie rendue au malade par les courants continus à dose fractionnée, suivant la méthode que j'ai indiquée.

Il serait fort intéressant de rapprocher de cette observation celles d'autres malades atteints d'atrophie confirmée des nerfs optiques traités par les courants continus à faible dose, et de courte durée. Ces observations ne manquent pas malheureusement à la clinique ; mais toutes se résument par un résultat négatif. Cependant, il ne m'a point été donné d'observer des malades traités par l'électricité, suivant les règles que j'ai fait connaître plus haut, perdre en dix mois la vue au point de ne pouvoir distinguer que les gros objets. Depuis huit mois, avec une constance qui n'appartient qu'aux malheureux amaurotiques, un malade vient de Montreuil, deux fois par semaine, avec l'aide d'un guide, à la clinique, pour être soumis à des courants continus de quatre à cinq minutes.

Hé bien, de l'œil droit, ce malade conserve encore, aujourd'hui, le semblant de perception lumineuse qu'il avait lors de son entrée.

Si la relation de ce fait ne prouve pas beaucoup en faveur des courants continus, elle démontre cependant l'inocuité de leur application en se conformant aux règles que j'ai tracées. Qu'on n'aille pas inférer de là que ce dernier mode d'application soit sans effet; le thermomètre oculaire démontre, à la suite de l'électrisation, une élévation de température en moyenne de quatre à sept dixièmes de degré.

Lorsqu'au contraire on se trouve en présence d'un malade chez lequel on observe, à l'ophthalmoscope, une diminution dans le nombre et l'étendue des vaisseaux internes de la papille, qui dépassent, à l'état normal, à peine celle-ci pour s'étendre sur la rétine, et que l'on constate une atténuation de la coloration de la partie interne de la papille ; lorsque, remontant aux antécédents et aux causes, on apprend que le malade est sujet depuis quelque temps à des maux de tête fréquents, qu'il a fait des abus soit vénériens, soit alcooliques, soit nicotiniques, soit enfin des abus de veilles et de travail, en un mot, lorsqu'on a lieu de craindre une atrophie commençante du nerf optique, on peut s'adresser en confiance aux courants continus pour rendre au malade son acuité visuelle. Je ne puis résister au désir de rapporter deux observations, qui sont absolument concluantes à cet égard.

OBSERVATION

Anémie de la papille et de la rétine, suite d'abus du tabac. — Le docteur G..., agé de 32 ans, est sujet aux hémicranies du côté droit, il fume à l'excès et passe souvent les nuits. Grand amateur de chasse depuis l'enfance, il a vu avec grand regret, depuis, sa réputation d'adroit tireur fort compromise. Assistant un jour, à la clinique, à la mensuration de l'acuité visuelle, il désire aussi être soumis au même examen. De l'œil droit on constate que l'acuité est de 3/15 (lit à $2^m 40$ le n° 15 de Giraud-Teulon). J'ai l'habitude de faire cette mensuration de la façon suivante : un malade est placé devant l'échelle des caractères typographiques de Giraud-Teulon ; un cordon, divisé par des marques distinctives en décimètres, pieds et mètres est fixé par une de ses extrémités contre l'échelle typographique, l'autre extrémité est retenue par le malade à la hauteur de l'œil observé. Un simple regard porté sur ce cordon permet de mesurer exactement la distance à laquelle l'œil lit le caractère. A l'ophthalmoscope on constate les signes de l'anémie de la papille et de la rétine par abus de tabac.

Le docteur G... est soumis à l'électrisation continue, avec six éléments, environ quatre minutes ; immédiatement après il lit les mêmes caractères à une distance de $2^m 70$, son acuité a donc gagné 30 centimètres. Une fois par semaine est soumis à la même électrisation ; avant chaque séance, M. G... a conservé non pas la totalité de l'acuité gagnée après la dernière séance, mais bien une portion notable de celle-ci ; de sorte que l'amélioration va toujours croissant. Le Dr G... a chassé en septembre 1874 et c'est avec bonheur qu'il me fait savoir qu'il a été compté parmi les plus adroits tireurs. Depuis sa vue s'est conservée d'une manière très satisfaisante.

OBSERVATION

Suffusion rétinienne, anémie de la papille, atrophie choroïdienne commençante. — M. L..., 39 ans, comptable, a toujours eu la vue bonne, quoique basse ; le degré de myopie était corrigé par le numéro 9. Ce malade a été soldat, a fait des excès de boisson, d'absinthe principalement, et a abusé du tabac, dont il fume jusqu'à 40 grammes par jour. Il a eu, il y a vingt ans, un chancre au prépuce contre lequel il a pris l'iodure de potassium, mais il n'a jamais eu d'autre manifestation spécifique sur la peau ou sur les muqueuses. Il n'a pas perdu ses cheveux, il n'a pas d'engorgement ganglionnaire cervical.

Depuis un an la vue a considérablement diminué, le n° 9 est devenu insuffisant, et, depuis quinze jours principalement, le malade peut à peine écrire et ne peut pas lire du tout.

Les pupilles sont fortement dilatées ; l'examen ophthalmoscopique montre du côté droit une papille très peu vasculaire, entourée d'une suffusion rétinienne, avec atrophie commençante de la choroïde à la partie interne (image renversée). L'œil gauche présente les mêmes altérations, moins prononcées cependant.

Bien qu'il ne me paraisse pas démontré que le malade soit victime d'accidents syphilitiques, je crois devoir le soumettre à l'action altérante des pillules de Sédillot et de l'iodure de potassium associés. En même temps je prescris l'application de pointes de feu à la nuque. Les yeux sont soumis à l'action des courants continus.

Le malade est entré le 12 septembre ; le 15, il est soumis à la première séance de faradisation ; La rétine a tant perdu de son acuité du côté droit que le malade n'accuse pas, au moment de l'interruption du courant la perception d'un phosphène éclatant mais d'une simple lueur blanchâtre.

Immédiatement après la séance d'électricité le malade a pu travailler, ce qu'il n'avait pu faire depuis plusieurs jours.

Le 17 septembre, il déclare ne plus voir les objets entourés de brouillard. Après cette seconde séance d'électricité le malade a pu voir encore mieux. Il suspend ses visites à la clinique jusqu'au 24 septembre. Le mieux cependant s'est soutenu pendant tout ce temps, et, lorsqu'on fait passer de nouveau le courant, le malade éprouve un phosphène éclatant.

Le 1er octobre le malade sent sa vue s'améliorer peu à peu ; il peut distinguer l'écriture, surtout le soir. Le 6 octobre le malade se trouve très bien, n'a plus de brouillard au-dessus de l'œil droit. L'œil gauche, qui était le meilleur, est aujourd'hui le moins bon. Il est vrai de dire que du 5 septembre au 6 octobre les courants continus n'ont été presque appliqués que du côté de l'œil droit. Les contractions papillaires existent dans les deux yeux; cependant la papille gauche parait un peu plus grande que la papille droite; au début du traitement c'était le contraire. L'iodure de potassium et les pilules de Sédillot sont suspendus. Les courants sont continués.

Le 13 octobre, à l'examen ophthalmoscopique on constate que la suffusion sur les deux rétines persiste, la papille du côté gauche est vasculaire, la papille droite est un peu plus blanche à sa partie interne, cependant la vascularité parait y renaître. Le malade peut lire et écrire même le jour, tandis qu'il ne pouvait le faire convenablement le 1er octobre que le soir. Le 20 octobre le malade n'est pas venu depuis le 13, cependant l'amélioration est restée aussi bonne. Il est repris de douleurs d'hémicranie qu'il n'avait pas eues depuis longtemps et qui cèdent à l'emploi du sulfate de quinine.

Le 19 novembre, après quinze jours d'absence, il vient demander une nouvelle application d'électricité; il déclare que malgré quelques excès de boissons, l'amélioration ne s'est pas démentie. Il a repris ses occupations de comptable et ne les a plus quittées. La vue est redevenue normale avec le numéro 9.

Lorsqu'on procède à l'examen de l'acuité visuelle de tous les malades, on en trouve fréquemment un très grand nombre chez lesquels cette acuité n'est pas égale dans les deux yeux. A quoi tient ce manque de développement de l'un des deux organes, c'est ce que l'on ne saurait toujours dire d'une façon positive dans l'état actuel de nos connaissances. Peut-être faut-il invoquer certaines conditions physiques dans lesquelles ont été placés les enfants en bas âge, car c'est déjà dans l'enfance que l'on rencontre ce vice de synergie visuelle; ou l'amétropie, ou bien l'astigmatisme, suite de certaines actions mécaniques exerçant une compression sur une portion de la face ou du crâne et rappelant les déformations de la face chez le nourrisson, signalées par le docteur Guéniot comme étant la conséquence de ce que l'enfant est toujours allaité par le sein du même côté, ou de ce qu'il est toujours porté sur le même bras. Quoi qu'il en soit, la conséquence la plus ordinaire de cet état asymétrique des organes de la vue est l'apparition du strabisme. Le strabisme cependant peut parfois ne pas exister, et, dans ce cas il arrive souvent que le sujet atteint un âge fort avancé sans s'être jamais aperçu de cette faiblesse relative de l'un des yeux. J'ai souvenance d'avoir été consulté par une personne d'une soixantaine d'années qui croyait jouir de la vision binoculaire et qui éprouva une émotion si violente, qu'elle perdit connaissance, lorsqu'il lui fut démontré que la vue était à peu près nulle d'un côté. Cet accident remontait cependant à l'enfance.

L'état de la rétine et de la papille que révèle dans ces cas l'examen ophthalmoscopique, est une diminution dans l'activité circulatoire oculaire interne, une sorte d'aplatissement de la pupille, par suite de la disparition de l'excavation que présente la pupille à l'état normal et qui correspond à la sortie des vaisseaux centraux de la rétine. Quoi qu'il en soit, qu'il y ait dans ces cas une sorte d'atrophie des fibres nerveuses, ou une simple anémie, il n'en est pas moins constant que les courants agissent encore efficacement contre cette lésion, non point à la manière des verres qui corrigent l'astigmatisme ou l'amétropie, mais en réveillant la sensibilité spéciale de l'organe. Cependant lorsqu'il s'agit de rétines qui sont restées dans l'inaction pendant de longues années et que les sujets ont dépassé la quarantaine, il est difficile de leur rendre la vue normale.

Observation

Anémie de la pupille de l'œil gauche accompagnant un affaiblissement de ce côté. — M. R..., 26 ans, employé, se rappelle, aussi loin que ses souvenirs puissent remonter, que la vision de l'œil gauche a toujours été extrêmement faible. Il y a quinze ans il est tombé et il s'est fait une contusion au niveau de l'arcade orbitaire gauche. Il n'a jamais eu de douleur de ce côté ; pas d'antécédents syphilitiques ; pas de gourme ; pas d'abus d'aucune nature.

L'examen ophthalmoscopique montre à gauche une papille pâle, anémiée, peu ou point encavée au centre ; les vaisseaux centraux sont beaucoup moins développés de ce côté qu'à droite.

Sans autre médication, le malade est soumis aux courants continus du côté gauche.

Le 12 décembre, il lit le n° 20 de Giraud-Teulon.

Le 24 décembre, troisième séance d'électrisation ; pour la première fois le malade lit à 0^m50 le n° 15 de Giraud-Teulon.

Le 26 décembre, la vue a gagné 0^m15 à l'issue de la séance du jour.

Le 29 décembre, la vascularité de la papille gauche est très marquée ; avant le passage du courant le malade lisait à 1^m10 le n° 20, après le passage il le lit à 1^m30.

Le 5 janvier 1874, le malade lit à 1^m le n° 15 avant le passage du courant, et à 1^m10 après le passage du courant.

Le 12 janvier, le malade lit à 1^m15 le n° 15 avant le passage du courant et après l'électrisation à 1^m38.

Le 16 janvier, il lit le n° 15 à 1^m30 avant le passage du courant et à 1^m58 après.

Le 21 janvier il lit avec peine à 0^m30 le n° 15 de Jœger avant le passage du courant et à 0^m35 après électrisation.

Le 13 février, il lit à 0^m33 avant électrisation et à 0^m35 après.

On le voit, l'amélioration a été graduellement croissante : l'observation détaillée, que j'abrège ici, relate l'accroissement successif de l'acuité. Au début du traitement les verres convexes ne produisaient aucune amélioration, mais arrivé à cette période, au 19 février, un verre convexe n° 5 améliore notablement la vision.

Le 19 février avec un verre + 5 l'œil gauche lit à 0m20 le n° 7 de Jæger avant électrisation et à 0m24 après.

A partir de cette époque le malade est un peu abandonné à lui-même, il ne revient que de temps en temps pour soumettre son œil aux courants continus ; mais il a soin chez lui d'exercer sa vue. Au bout de peu de temps la vision binoculaire est rétablie au moyen du verre + 5. J'ai souvent eu occasion de revoir ce malade depuis cette époque, il reste toujours une hypermétropie de 1/7 ou 1/9 ; mais l'acuité est redevenue normale.

Chez les jeunes enfants de huit à douze ans ce défaut d'acuité n'est pas rare et on peut le corriger fort aisément par les courants continus.

On arriverait, je pense, dans la grande majorité des cas, à un résultat aussi satisfaisant par l'usage des verres convexes, mais assurément ce traitement exigerait de la part du malade une attention soutenue et une patience beaucoup plus grande. Car, c'est par un exercice quotidien et méthodiquement gradué, qu'on pourrait réveiller le sens de la vision.

Voici un cas cependant dans lequel l'emploi des verres convexes ont été insuffisants :

Observation

M. B., 15 ans, 17, rue St-Fiacre, est fils et frère de strabique. Depuis longtemps il s'est aperçu que la vision du côté droit est extrêmement faible, cependant il ne louche pas. C'est à peine s'il distingue au 23 mars 1874, les caractères numéro cent de l'échelle de Giraud-Teulon. Lorsqu'on cherche à lui faire assembler les lettres pour épeler un mot, cela lui est impossible parce qu'il y a des lettres dans le mot qui lui échappent. Ainsi dans le mot « sont » il épellera s, n, t, ou bien s, o, t, sans pouvoir distinger dans le premier cas l'o et dans le second l'n ; pour un mot plus long, la complication est encore plus grande : aucun verre ne peut corriger ce défaut.

Il est soumis aux courants continus une fois par semaine et le champ de la vision, qui était fortement altéré par places, se rétablit peu à peu ; ce qui permet au malade d'épeler les mots. Mais la parésie rétinienne n'a pu être entièrement guérie comme dans les cas précédents.

En terminant l'exposition de l'action des courants continus à dose fractionnée sur les atrophies vasculaires commençantes du nerf optique, je veux relater la fin de l'observation du nommé R., qui, on se le rappelle, au sortir de l'Hôtel-Dieu après un traitement par les courants continus permanents durant vingt jours et vingt nuits consécutifs, entra à la clinique le 11 janvier 1875 où, deux fois par semaine seulement et durant quatre à cinq minutes pour chaque œil, il fut soumis aux courants continus.

Le 11 janvier, après examen, le malade est soumis au régime altérant : Iodure de potassium, pilules de Sédillot.

Le 14, aucune modification : le malade est soumis au courant pour la première fois, température avant l'électrisation.

T. O. D. = 34° T. O. G. = 34°2.

Après électrisation :

T. O. D. = 34°2 T. O. G. = 34°4.

18 janvier, le malade accuse une amélioration sensible dans l'œil gauche ; il lit à 1 mètre 10 de cet œil le numéro 75 de Giraud-Teulon, de l'œil droit à 0,60 il épelle le numéro 200.

Avant l'électrisation :

T. O. D. = 35°15 T. O. G. = 35°17.

Après électrisation :

T. O. D. = 35°45 T. O. G. = 35°35.

21 janvier, le malade se présente à la clinique pour la quatrième fois, il a distingué l'heure à sa montre et a pu compter à la minute le temps qu'il a mis à se rendre à la clinique. De l'œil gauche, lit à 1 m. 30 le numéro 40 de Giraud-Teulon, et de l'œil droit, lit le numéro 200 à 0,60. Après le passage du courant, l'œil lit couramment le numéro 30 à 1 mètre ; l'œil droit ne semble pas avoir gagné.

Avant l'électrisation :

T. O. D. = 34°5 T. O. G. = 35°1.

Après électrisation :

T. O. D. = 34°9 T. O. G. = 34°9.

On se souvient de l'action des courants continus sur la sécrétion des humeurs de l'œil. Mes expériences ont établi que chez le lapin, sous l'influence d'un courant prolongé, l'humeur aqueuse et le corps vitré même, diminuent de quantité dans l'œil sain. Cette notion trouve son application dans l'état pathologique de l'hypersécrétion, de l'une ou de l'autre, ou de ces deux humeurs. Tels sont par exemple les irido-choroïdites avec troubles hyaloïdiens et les affections glaucômateuses. Nous avons eu déjà, en plusieurs circonstances, occasion, à la clinique, d'obtenir des résultats vraiment surprenants dans les cas de glaucôme confirmé. Dans la lecture faite à l'Académie de médecine, par M. Lefort, il est signalé des cas de guérison de cécité dûs à l'opacité du corps vitré. Le diagnostic n'est pas autrement précisé, mais il paraît évident, bien que le diagnostic n'ait pu être posé d'une façon définitive, par suite de l'impossibilité où l'on se trouvait d'éclairer le fond de l'œil, qu'il s'agissait encore là d'irido-choroïdite ou de glaucôme. Mais le point sur lequel je ne suis pas d'accord avec M. Le Fort, c'est celui de l'interprétation. Pour lui le courant excitant l'action du nerf optique agirait sur la calorification, la nutrition et le fonctionnement de l'organe, phénomènes de l'innervation. Pour moi les courants continus agiraient dans les affections glaucomateuses sur la sécrétion de la séreuse irido-choroïdienne ; et je crois l'avoir démontré d'un façon indiscutable chez les animaux, dans les expériences où la masse des humeurs a tellement diminué par application des courants continus que l'on peut toucher le cristallin en déprimant la cornée. Je citerai deux observations qui montrent tout le parti que l'on peut tirer des courants continus dans la cécité glaucômateuse.

Observation

Glaucôme à gauche, trouble du corps vitré, diminution considérable du champ périphérique, perception des gros objets seulement. — Mme B., 51 ans, 23 rue de la Michodière, ne voit plus à se conduire de l'œil gauche, depuis longtemps déjà. L'œil droit faiblit un peu depuis quelques temps, c'est ce qui décide la malade à venir consulter, le 12 mai 1878. Les débuts des troubles visuels ont été accompagnés de douleurs frontales vives et de congestion vers la tête au dire de la malade. L'œil gauche est dur au toucher, et résistant. La pupille est plus dilatée de ce côté que de l'autre.

L'examen à l'ophthalmoscope fait reconnaître dans l'œil gauche un trouble jumenteux du corps vitré, avec corps flottants; l'œil droit présente seulement une très légère dépression de la pupille. Le régime prescrit est : purgatif et courants continus.

Le 16 mai, depuis l'application des courants continus, le voile qui existait dans l'œil gauche, la lourdeur qui occupait le côté correspondant de la tête, ont sensiblement diminué.

Le 30 juillet, en fermant l'œil droit, la malade peut se conduire de l'œil gauche, mais le jour seulement.

Le 20 août, à trois pieds, la malade distingue les doigts et les détails de la main.

Le 24 septembre, la malade voit bien lorsque le jour est net, la pupille a repris sa dimension physiologique et se contracte normalement.

J'ai eu occasion de revoir la malade, l'amélioration s'est soutenue. Le corps vitré est devenu transparent, bien que conservant encore quelques corps flottants ; la pupille était encore excavée, mais à un faible degré.

Assurément la relation de ce fait frappera beaucoup les esprits sérieux, mais on pourrait faire quelques objections, dire : que puisque l'affection glaucômateuse ne s'est pas développée du côté droit, il aurait pu arriver qu'elle diminuât elle-même du côté gauche, et que, par conséquent, l'amélioration pourrait être expliquée par la nature même des choses. Ce n'est point mon avis et j'objecterai d'abord qu'on voit bien rarement rétrocéder une affection glaucômateuse aussi nettement caractérisée ; je ferai remarquer ensuite que l'amélioration était si manifeste après chaque électrisation que la malade déclarait avoir pu, chaque fois qu'elle sortait de la clinique, faire ce qu'elle ne faisait point avant. Enfin, comme dernière preuve, je citerai l'observation suivante, dans laquelle aucun des symptômes du glaucôme n'ont manqué.

Observation

Glaucôme double opéré par pupille artificielle depuis longtemps sans résultat, à droite, cécité de ce côté, accès aigu de l'œil gauche, opération, hémorrhagie consécutive de la chambre antérieure, application des courants continus, guérison.

Mme B., 33 ans, couturière, rue de Sèvres 105, se présente à la clinique, le 21 octobre 1874 ; au mois de mai précédent, la malade a été opérée de l'œil droit par un de nos confrères et amis, oculiste distingué, d'une pupille artificielle pour un glaucôme caractérisé.

A la suite de cette opération, aucune amélioration durable ne s'est manifestée, au contraire, la vue a été peu à peu s'éteignant ; aujourd'hui, le malade ne distingue plus que le jour des ténèbres. L'œil gauche est pris depuis quelque temps de douleurs analogues à celles qui ont marqué le début de l'affection de l'œil droit. En même temps l'acuité et le champ périphérique ont considérablement diminué. La malade peut compter les doigts à quatre pieds et demi. Elle vient consulter, dit-elle, non pour l'œil droit qui est perdu depuis plus de cinq mois, mais pour l'œil gauche qui est fortement menacé ; cependant elle ne consentira, dit-elle, à aucune opération. L'examen ophthalmoscopique fait reconnaître dans l'œil droit un trouble du corps vitré qui masque la pupille et dans l'œil gauche une excavation glaucômateuse de la pupille, quelques synéchies postérieures obstruent les deux pupilles. Traitement antiphlogistique, et courants continus.

Le 26 octobre, de l'œil droit, la malade compte les doigts à un pied et demi, de l'œil gauche, à un mètre, lit le numéro 30 de Giraud-Teulon.

Le 30 octobre, elle compte de l'œil droit les doigts et reconnaît la forme des bagues. A l'ophthalmoscope on commence à apercevoir l'image rosée du fond de l'œil sans toutefois que l'on puisse distinguer les détails de la rétine, mais on reconnait l'existence d'une grande quantité de corps flottants dans l'hyaloïde ; à gauche, excavation de la pupille.

Le 4 novembre, lit de l'œil droit, à un pied, le numéro 75 de Giraud Teulon.

Le 11 novembre, la vue s'est encore améliorée du côté droit, mais des douleurs circumorbitaires du côté gauche sont survenues depuis la veille, je pratique une paracentèse de la chambre antérieure de ce côté, faute de pouvoir décider la malade à supporter l'iridectomie.

Le 19 novembre, les douleurs persistent.

Le 2 décembre, les douleurs sont toujours vives à gauche. L'œil est dur et tendu ; l'amélioration a continué dans l'œil droit ; il lit le numéro 16 de Jæger. En présence de ces souffrances réitérées la malade consent à subir l'iridectomie ; je la pratique largement dans l'hémisphère supérieur. Pendant les premiers jours qui suivent l'opération l'électrisation est suspendue.

Le 9 décembre, la malade, qui n'avait pas souffert depuis l'opération du côté gauche est reprise de ses douleurs.

Le 10 décembre, hémorrhagie dans la chambre antérieure, persistance des douleurs, paracentèse.

Au bout de huit jours environ la chambre antérieure est redevenue tout à fait libre. La malade peut reprendre ses séances d'électrisation. Depuis cette époque la vue n'a cessé de s'améliorer.

Au 13 janvier l'acuité visuelle est sensiblement égale des deux côtés, la malade déclare reconnaître les fils des étoffes, mais ne pouvoir encore enfiler les aiguilles.

Avant l'électrisation :

T. O. D. = 35°45 T. O. G. = 36°7.

Après l'électrisation :

T. O. D. = 35°9 T. O. G. = 36°9.

CONCLUSIONS

De tout ce travail, il résulte que les courants continus appliqués aux affections profondes de l'œil peuvent être d'un très grand secours en thérapeutique. Des faits positifs, consciencieusement observés, établissent que les courants continus agissent sur la circulation du centre encéphalique et sur la circulation du globe oculaire; ils démontrent également qu'ils agissent puissamment sur la sécrétion des humeurs de l'œil. Dans tous les cas où il s'agira d'activer la circulation rétino-choroïdienne, de réveiller l'excitabilité nerveuse de la rétine, de modifier la sécrétion du corps vitré, on pourra, avec confiance, s'adresser aux courants continus. C'est à ce titre que les atrophies au début du nerf optique, les glaucômes et les irido-choroïdites chroniques, les hyalitis, relèvent essentiellement des courants continus.

Comment convient-il d'appliquer ces derniers? Faut-il, ainsi qu'ont coutume de le faire la plupart des médecins, avoir recours à un grand nombre d'éléments associés en tension; les 20, 30, 60, 80 éléments dont se composent certains appareils électiques sont-ils nécessaires? Ne sont-ils même pas nuisibles? Ce travail répond à la plupart de ces questions. Les grands résultats thérapeutiques que j'ai obtenus sont dûs, ainsi que je l'ai expliqué précédemment, à 4, 6 ou 8 éléments Leclanché de moyenne dimension. Chaque fois que j'ai voulu tenter d'appliquer un plus grand nombre d'éléments, j'ai toujours vu les malades accuser des troubles cérébraux et ne pas ressentir consécutivement d'amélioration plus marquée. Je considère donc, avec M. Duchenne de Boulogne, comme dangereux, les courants provenant de l'association d'un grand nombre de couples appliqués dans le voisinage de l'encéphale.

Etant admis qu'on ne doit recourir qu'à un très petit nombre d'éléments, faut-il que les courants qui en résultent aient une action permanente sur l'économie, ainsi que le propose M. Le Fort, ou doivent-ils être de courte durée? Comme plus haut, je tirerai mes conclusions de l'observation des faits que j'ai relatés dans ce travail. Des courants électrique descendants, appliqués quatre à cinq minutes dans le voisinage de l'œil, trois fois ou même deux fois par semaine et quelquefois moins souvent encore, ont été, entre mes mains, suffisants pour obtenir les guérisons que j'ai rapportés dans des cas de cécité confirmée.

Les conclusions sont désormais faciles à tirer : les courants permanents sont au moins inutiles ; il peuvent même être dangereux : 1° en produisant des cicatrices indélébiles qui contrarient vivement les malades, témoin ce malade dont l'histoire se trouve rapportée dans le traité d'électricité localisée de M. Duchenne de Boulogne, et qui avait voué une haine implacable à son médecin, à cause des cicatrices que présentait son front soumis aux courants continus, dans le but de guérir une affection cérébrale ; 2° ils peuvent être dangereux en produisant vers le cerveau des phénomènes congestifs caractérisés par des bourdonnements dans les oreilles, de la constriction dans les tempes comme chez le malade dont nous avons rapporté l'observation qui, soumis pendant vingt jours et vingt nuits aux courants continus permanents, n'en retira aucun bon résultat au point de vue de la vision, tandis qu'il ressentit une amélioration marquée et soutenue dans l'acuité visuelle, dès les premières applications des courants continus faibles et à dose fractionnée, suivant la désignation que je propose de leur donner.

J'ai exposé dans ce travail l'état de mes connaissances sur ce sujet, l'avenir apprendra peut-être que les courants continus sont encore applicables à la thérapeutique d'une foule d'autres lésions. Je dois dire cependant que, contrairement aux assertions de quelques praticiens, malgré mes recherches, je n'ai jamais pu obtenir aucune modification sérieuse dans les cas de cataracte confirmée. La voie est aujourd'hui ouverte, les premiers jalons de cette route nouvelle sont posés, elle invite tous les observateurs à l'explorer.

Ce travail, écrit il y a 8 ans, n'était point destiné à la publicité, avant qu'il fut complété d'une foule d'autres recherches interrompues par les exigences de la clientèle. S'il voit le jour, c'est grâce à la bienveillance de mon excellent confrère et ami le docteur Carré, qui m'a vivement sollicité pour tirer cet ouvrage de l'oubli. Je remercie mon savant ami de ses encouragements.

Je viens de relire ce travail et je n'y veux rien changer, parce que j'aurais aujourd'hui beaucoup d'autres faits à ajouter à ceux que j'ai relatés et aussi peut-être des appréciations à modifier. Je livre donc mon manuscrit à l'impression sans y apporter de modification, toutefois, j'y ajoute deux lignes pour signaler le travail de M. Giraud-Teulon sur l'application des courants continus, dont beaucoup de conclusions, conformes aux miennes, donnent une certaine valeur à mes recherches.

VICHY. — IMPRIMERIE WALLON.

DU MÊME AUTEUR

1860. — *De la Cure radicale des Tumeurs et Fistules lacrymales par le caustique au Chlorure de zinc, dit Pâte de canquoin.* (Gazette des Hôpitaux, n° 55).

1861. — *De l'examen ophthalmoscopique comme élément de Diagnostic dans certaines affections de l'organisme, et, en particulier, dans les cas de Tumeurs de l'encéphale.* (Gazette des Hôpitaux, n° 19).

1862. — *Sur l'histoire de la Pisciculture.* (Bulletin de la Société d'acclimatation).

1864. — *Rapport sur des Etudes relatives à la pratique des Fécondations artificielles des poissons de mer.* (Bulletin de la Société d'acclimatation)
— *Ostréiculture à l'Ile de Ré.* (Bulletin de la Société d'acclimatation)
— *Viviers.* — *Laboratoire de Concarneau.* Bulletin de la Société d'acclimatation.
— *De la Muqueuse utérine et de son évolution pendant la menstruation et la grossesse.* (Thèse inaugurale).

1867. — *De l'influence de l'homme sur la création des races animales et végétales.* (Brochure in-8).
Rapports du Jury international de l'Exposition universelle de 1867.

1869. — *L'apiculture et la Ruche Vosgienne.* — (Bulletin de la Société d'acclimatation).

1872. — *Note sur l'emploi des caustiques dans la pratique chirurgicale.* (Gazette médicale de Paris, n° 12).
De l'emploi des caustiques dans l'ablation des lipomes. (Courrier médical, nos 11 et 12).
Injections hypodermiques caustiques. (Courrier médical, nos 18 et 19).
Moxa soufré. (Note présentée à l'Académie des sciences, par M. J. Cloquet).
Des Papillomes. Aperçu clinique. (Courrier médical nos 34 et 35)
Adénomes douloureux du sein, rapidement modifiés par les injections sous-cutanées et interstitielles. (Courrier médical nos 39 et 40).

1873. — *Matière médicale chez les Chinois. (Analyse).* — (Tribune médicale n° 273).
Zona ophthalmique mydriase, conjonctivite, prompte guérison.
Zona du bras gauche, contracture correspondante des doigts. (Courrier médical, n° 50).
Opération des lipomes par la méthode de la cautérisation et de l'énucléation combinées. (Courrier médical, n° 52).

1874. — *De l'emploi de l'Eau aluno-résineuse, dite Eau de Pagliari, en chirurgie.* (Courrier médical, n° 1).
Enormes calculs de l'amygdale. (Courrier médical n° 2).
Symblépharon complet ; opération par glissement de la conjonctive palpébrale et greffe conjonctivale du lapin ; guérison. (Courrier médical n° 28).
De la greffe ou transplantation de la conjonctive du lapin chez l'homme dans les cas de symblépharon. (Courrier médical n° 46).

1875. — *Application du galvano-cautère à l'opération du Phimosis ; nouvelle pince galvanique.* (France médicale, n° 29.

1877. — *Cancroïde du sillon oculo-nasal, ablation, restauration de la face par l'autoplastie par glissement.* (Bulletin de la Société de médecine pratique)

1878. — *De l'action physiologique du nitrate de pilocarpine et de ses effets thérapeutiques dans les affections oculaires.* Brochure in-8, chez Doin.
Exostose du bord orbitraire simulant un kyste dermoïde du sourcil. (Bulletin de la Société de médecine pratique).

1881. — *Des Taies de la cornée et de leur traitement.* (France médicale n° 21).
Sur un procédé expérimental pour la détermination de la sensibilité de la rétine aux impressions lumineuses colorées. (Bulletin de l'Académie des sciences).

1882. — *Des premiers soins à donner aux traumatismes oculaires. (Analyse).* (Journal de médecine de Paris, n° 16).
Persistance des vaisseaux hialoïdiens. (Journal de médecine de Paris, n° 16).

1883. — *De l'emploi du Jequirity en ophthalmologie.* (Journal de médec. de Paris, n° 19.
De l'élongation du nerf nasal contre les douleurs ciliaires et contre le glaucome. (Journal de médecine de Paris, n° 5).
Névralgie occipitale datant de treize ans ; élongation avec arrachement du nerf occipital interne. Guérison. (Journal de médecine de Paris, n° 9).
Hydrocéphale de 10 ans. Observation. (Bulletin de la Société d'anthropologie).
Elongation du Nerf optique. (Journal de médecine de Paris, vol. n° 1, n° 12)

INSTRUMENTS

Ophthalmoscope semi-fixe.
Révulseur filiforme oculaire.
Thermomètres oculaires maxima.
Electrode bipolaire pour les muscles de l'œil.
Ophthalmoscope à réfraction.
Chromatoptomètre enregistreur pour la mesure de l'acuité centrale pour les couleurs.
Périmètre enregistreur.
Chromatroposcope pour l'étude des couleurs complémentaires.
Diplopiste pour l'enseignement.
Astigmomètre.

Vichy. — Imp. Wallon.

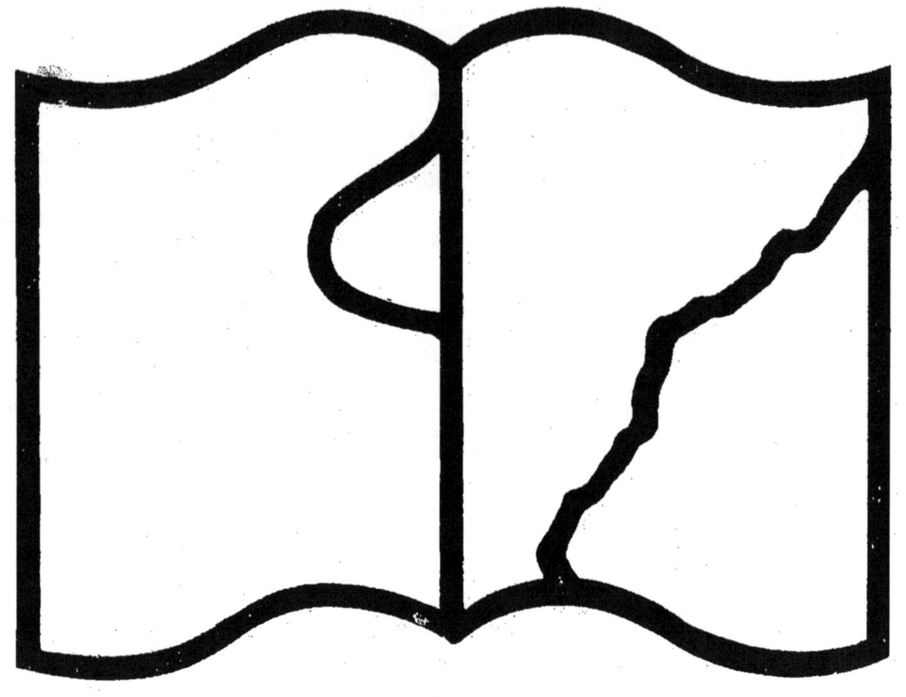

Texte détérioré — reliure défectueuse

NF Z 43-120-11

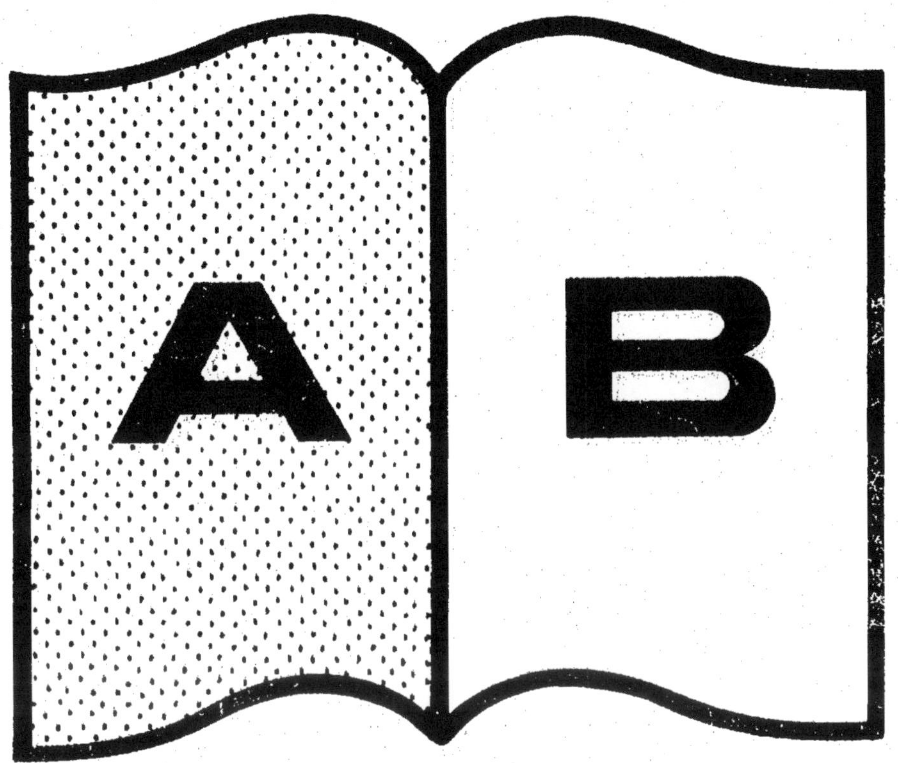

Contraste insuffisant

NF Z 43-120-14

www.ingramcontent.com/pod-product-compliance
Ingram Content Group UK Ltd.
Pitfield, Milton Keynes, MK11 3LW, UK
UKHW020448230726
13925UKWH00004B/1839